Dʳ SÉNAC-LAGRANGE

Ancien Interne des Hôpitaux de Paris
Ancien Président de la Société d'Hydrologie
Médaille d'Or de l'Académie de Médecine (1895, 1899)
Médecin consultant aux Eaux de Cauterets

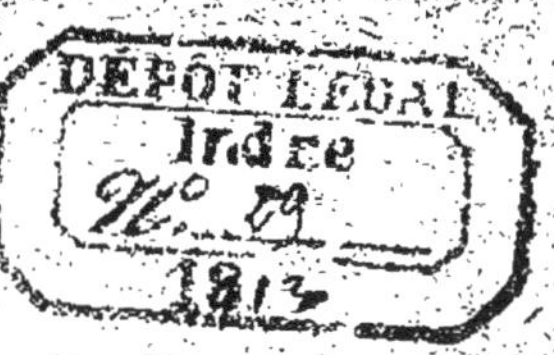

Quelques problèmes à résoudre au point de vue de la conception des angines et pour leur classification

Communication faite à la Société d'Hydrologie Médicale de Paris

(Séance du 20 Janvier 1913)

PARIS
ÉDITIONS DE LA "GAZETTE DES EAUX"
3, Rue Humboldt, 3

1913

Dr SÉNAC-LAGRANGE

Ancien Interne des Hôpitaux de Paris
Ancien Président de la Société d'Hydrologie
Médaille d'Or de l'Académie de Médecine (1895, 1899)
Médecin consultant aux Eaux de Cauterets

Quelques problèmes à résoudre au point de vue de la conception des angines et pour leur classification.

Communication faite à la Société d'Hydrologie Médicale de Paris

(Séance du 20 Janvier 1913)

PARIS

ÉDITIONS DE LA " GAZETTE DES EAUX "

3, Rue Humboldt, 3

1913

Quelques problèmes à résoudre au point de vue de la conception des angines et pour leur classification

Par M. SÉNAC-LAGRANGE

Messieurs,

Dès longtemps, les questions se rapportant aux affections du pharynx ont captivé et retenu l'attention de notre Société. Par étapes et successivement, en 1885-86, des discussions s'engagèrent sur un fait clinique, à savoir l'indication et la contre-indication locale des Eaux sulfurées, sulfo-chlorurées, alcalines, alcalino-chlorurées, carbonées, etc. ; puis des travaux personnels en 1889 90, en 1899, parurent sur des points litigieux de nomenclature !

De ces études comparatives, il est resté une notion exacte, et qui n'a pas varié, sur l'état fonctionnel du pharynx, *fait de torpidité* ou *d'irritabilité,* base de toute application thérapeutique minéro-thermale.

La séparation des angines *glanduleuse* ou *folliculeuse* et *granuleuse* est restée plutôt obscure de par l'absence de séparation anatomique des éléments premiers et malgré l'appel à l'examen physiologique d'irritabilité ou de torpidité toujours dominant.

La nature réelle et le point de départ des *angines exsudative* et *atrophique,* comme leur existence, a laissé bien des doutes, bien des incertitudes dans les esprits, n'ayant pas été recherché dans son siège spécial, *l'amygdale.*

Si les rapports des deux espèces *d'angines glanduleuse* et *granuleuse* avec les maladies cutanées ont été nettement perçus, il n'en a pas été de même de leurs rapports avec l'organe laryngien, conçus plus sur l'aspect anatomique apparent, pris arbitrairement et considéré comme lésion, que sur l'état subjectif fonctionnel ou dynamique.

Enfin, l'intervention relative des micro-organismes dans

leur variabilité, leur mélange, leur successivité et opposition, a été mise à sa place, croyons-nous !

Mais, là aussi, il peut y avoir à ajouter !

Nous voudrions reprendre quelques-uns de ces points douteux, pas encore tout-à-fait acquis, pour les mieux assurer, en les faisant aboutir à une classification naturelle ordonnée sur des bases solides.

Nous rappelons d'abord ce que nous avons déjà écrit (1) : que l'aspect objectif d'un pharynx normal se présente sous deux types opposés : *ou*, une muqueuse rose, à chorion mince, transparent, à vascularisation artérielle légère, semée de petites granulations, de la grosseur d'œufs de poisson, etc., muqueuse humide, de façon à rendre toutes les sensations *subjectives*, nettes et nuancées.

Dans les mêmes conditions, la muqueuse, plus en accord avec le teint du visage, se rencontre pâle comme elle. Pâle ou rose, elle est parfois traversée dans son aire d'une à deux veines variqueuses, disparues à un second examen, pour se retrouver sur les parties latérales.

Ou, une muqueuse à teinte sombre, violette, à chorion épais, à tissu adénoïdien, se détaillant sous forme de granulations plus ou moins larges, épaisses, plus ou moins confluentes et donnant à la muqueuse un aspect mou et irrégulier. — Muqueuse, au surplus, plutôt plus que moins humide, mais dont les *caractères* de *sensibilité*, de *réaction*, sont, au demeurant, inférieurs.

Le plus souvent, de par notre hybridité native, ces deux types restent confondus dans un type mixte, représentant une muqueuse *mi-épaisse*, à *follicules* partiels — dans les intervalles desquels la muqueuse laisse des portions, des points de transparence — ne masquant plus les petites granulations mucipares, à piliers latéraux musculaires assez fortement accusés.

En résumé, un type érythémateux de physiologisme arthritique et un type adénoïdien de physiologisme lymphatique ; un type mixte commun aux deux. — Tel est le *substratum anatomique* normal.

---

(1) *Ann. Soc. Hydr.*, 1899. *Ann. mal. or. et larynx*, 1889.

Nous savons déjà que des caractères subjectifs de sensibilité accrue président au premier type et constituent son
substratum physiologique.

Ces caractères établissent les nuances et les finesses du
goût, comme les résistances aux agents morbides. Plus par-
ticulièrement, toute excitation locale dérivant d'une hygiène
trop excitante de la table par des mets épicés, des vins
généreux, etc., accompagnant un usage même modéré de
tabac, provoquera des sensations de *chaleur*, de *cuisson*, de
sécheresse, parfois une douleur latérale dans les moments
de déglutition simulant un corps étranger et que, pour ce
motif, on peut dénommer *arête rhumatismale*, car c'est bien
d'une sensibilité rhumatismale locale qu'il s'agit.

Par ailleurs, c'est surtout le gargarisme sulfureux, un des
éléments de notre médication thermale servant à juger les
états pharyngiens, qui se montre générateur de ces phénomènes en les soulevant dans une proportion adéquate à son
emploi transitoire ou prolongé, propre à accuser le *tempé-
rament* de l'organe, en somme son *substratum vital*.

Et qu'on ne croie pas que le *substratum anatomique* com-
mande et règle la production de ces sensations ! Sans doute,
le gargarisme sulfureux avive tous les éléments pharyngiens,
rougit les glandes mucipares, excite les follicules, active la
circulation artérielle. Mais de même que cette excitation
d'éléments anatomiques peut ne pas réveiller dans le même
rapport les phénomènes subjectifs, de même ceux-ci se
montrent alors que la muqueuse reste blanche et sans le
moindre soulèvement objectif de ses éléments.

II

Que la muqueuse conçoive l'état morbide le plus simple,
le plus commun, soit le catarrhe ! celui-ci se montrera sur la
paroi pharyngienne, ou diffusé en un vernis muqueux qui la
recouvre uniformément, ou concentré en une bande médiane
de sécrétion visqueuse, plus ou moins épaisse, transparente
ou jaune par portions.

Une muqueuse d'un rouge *érythémateux*, avec des *granulations vives*, d'un volume d'œufs de poisson, correspondra
au premier cas ; une muqueuse un peu plus épaisse, avec les

mêmes granulations un peu moins vives, auxquelles s'ajouteront quelques follicules isolés, deux à trois plaques folliculeuses, un peu moins de vascularité artérielle, un peu plus de veineuse, correspondra au second. Et, suivant les âges, la chronicité du mal, la muqueuse se présentera sous une forme plus sèche, la sécrétion sur un aspect toujours visqueux, mais plus jaune et brunâtre.

Ces deux nuances ou variétés sont réunies par un même soulèvement fonctionnel. D'emblée, ou sur le gargarisme sulfureux, la pulvérisation, des phénomènes de chaleur, de cuisson, de sensibilité douloureuse, partielle ou plus générale, surviennent. — Le catarrhe est-il plus spécialement localisé au pharynx nasal ! la sensation de gêne, l'embarras qu'il provoque, se manifeste en un hemmage répété, mi-humide, c'est-à-dire avec sécrétion ou absente, tant elle est rare et visqueuse, ou mi-jaune et visqueuse plutôt concrétée, et toujours modérée.

L'angine *érythémateuse, érythémato-granuleuse, catarrhale*, *l'angine sèche* — car ce léger vernis *diffus* sur la paroi pharyngienne disparaît aux premières applications locales — sont dès lors acquis.

L'angine *herpétique* s'y juxtaposera, la production de ses quelques vésicules s'accompagnant des mêmes appels fonctionnels locaux.

La tuberculose, dans sa variété arthritique, accentue le type granuleux. Elle hypertrophie les glandes en grappe à trois et quatre fois leur épaisseur, amène la transformation fibreuse de leurs parois, de leurs cloisons interlobulaires, de leur gangue périphérique, lésions entretenues par la granulation miliaire.

C'est bien là l'angine *interstitielle symptomatique*. Se termine-t-elle en angine *atrophique*? Existe-t-elle également à l'état simple ou idiopathique ?

Avec moins de réalité, nous voulons dire avec un siège autrement déterminé, car ces angines simples, érythémateuse, érythémato-granuleuse, de par leur nature, ont tendance à la guérison, leur *substratum anatomique* restant toujours soumis à leur substratum physiologique d'*activité* ou de *résistance.*

Ce que nous observons comme état fonctionnel local, nous

l'observons comme état fonctionnel plus général, principa-
lement dans les rapports qui existent entre le pharynx et le
larynx, qui ont si longtemps et encore aujourd'hui égaré
l'opinion médicale. — Ces rapports apparaîtront mieux avec
l'étude de la *forme mixte granulo-folliculeuse*.

L'angine *granuleuse* a donc une existence indéniable.

Des auteurs anciens, G. de Mussy, l'avaient signalée sous
le nom d'angine herpétique (1)... Il l'avait observée dans
une épidémie de grippe : « Les enfants affectés, au milieu de
symptômes catarrhaux, présentaient des phénomènes particuliers de laryngite striduleuse et, antérieurement, avaient
eu des eczémas, des *pityriasis* ; ils avaient le pharynx granuleux et, la maladie terminée, les granulations *rétrocédaient,
mais sans disparaître !* Par temps, on les voyait coexister
avec des respirations sifflantes, des rhunchus... » Impos-
sible de mieux faire ressortir la nature de la maladie locale
par ses rapports particuliers et généraux !

III

On conçoit qu'une angine mixte offre un aspect objectif
des plus variés, dans un ordre ascendant ou descendant,
suivant qu'on a à observer un substratum anatomique plus
arthritique que lymphatique ou plus lymphatique qu'arthritique, avec toutes les nuances y attachées.

Les auteurs anciens excellaient dans la peinture de ces
variétés et nuances...

Citons, en passant, la description que nous en a donné
G. de Mussy : « Après la muqueuse à injection vive, à
petites saillies comme des grains de semoule, etc. », se présente « la muqueuse à rougeur *foncée,* à surface grenue et
chagrinée, sur laquelle se détachent quelques *granulations
plus saillantes, arrondies, lenticulaires* ou *pisiformes.* Les
granulations, quelle que soit leur forme, *isolées* ou en *groupes,*
formant alors des *plaques,* des *séries moniliformes,* ont une
coloration tantôt plus rouge et plus foncée que celle de la
muqueuse voisine ; elles sont violacées dans certains cas,

---

(1) Sur une injection vive, on aperçoit de petites saillies comme des
grains de semoule, la muqueuse peut pésenter une *coloration écarlate,* un
aspect luisant, comme vernissé. (*Traité de l'angine glanduleuse*).

d'autres fois jaunâtres à leur sommet... Cette disposition hypertrophique des glandules s'étend aux follicules du tiers postérieur de la langue ! Chez quelques sujets, toutes les glandes que nous venons de décrire paraissent épaissies, comme hypertrophiées, de manière à rétrécir l'ouverture du gosier.

« ...Il est commun de voir la surface pharyngienne tapissée de mucosités spumeuses... S'il y a coïncidence de coryza aigu ou chronique, elle est couverte de mucosités épaisses...

« Les granulations, arrivées à un certain développement, conservent à peu près le même volume ; elles sont *saillantes*, *larges*, *dures* sous le doigt ; très rarement, j'y ai observé quelque dépression, quelque anfractuosité ressemblant à une *ulcération*. — Suivant le Dr Green, au contraire, elles *s'ulcéreraient* très fréquemment... Tantôt les amygdales sont augmentées de volume, tantôt elles sont atrophiées (1) ».

On ne peut décrire plus exactement l'aspect d'un état pharyngien ; nous voulons dire ses variétés objectives avec leur nuance et leurs complications plus ou moins catarrhales !

Et le jugement de ces oppositions suit sous une forme tantôt ferme, tantôt dubitative. « Peut-être, chez certains sujets, la *scrofule* et l'*herpétisme* (traduisez *arthritisme*) concourrent-ils simultanément au développement de l'affection glanduleuse, comme on voit des maladies cutanées qui semblent relever de cette double origine (*loc. cit.*, p. 118). ·

« Les douleurs rhumatismales sont très communes chez les sujets dartreux... Il ne répugne pas à la raison d'admettre que plusieurs diathèses (!) puissent combiner leur action ou se remplacer dans leurs manifestations (p. 55). » Le jugement de la question se confirme et s'achève de la considération de la fonction du larynx vis-à-vis le pharynx, fonction en accord ou en désaccord physiologique ou anatomique.

Alors, et dans le premier cas, nous voyons un même érythème carminé, les mêmes granulations pharyngolaryngiennes épiglottiques, aryténoïdiennes, un certain gonflement des bandes ventriculaires (!), une coloration hyperhémique des cordes vocales (!)..., être en concordance avec un fonctionnement, autrement dit un dynamisme de

---

(1) *Traité de l'angine glanduleuse*, p. 55.

force, qui va de la sensation de *chatouillement*, de *picotements*, de *douleur sourde*, de spasme simple au spasme d'*accès*, qui a nom *laryngite striduleuse, vertige laryngé, spasme phonique de la glotte, laryngo-spasme unilatéral* intermittent.

Ce soulèvement fonctionnel surgit de lui-même ou à propos d'une simple fatigue de l'organe, à plus forte raison d'un molimen d'irritation, voire d'excitation thermale.

A l'opposé et dans un second cas, nous rencontrons une muqueuse à chorion épais : c'est une épiglotte rouge terne, couleur de chair lavée, des replis aryténoïdes épais, en relief surtout sur la face antérieure, des cordes supérieures, d'un même rouge terne plutôt que vif, d'une mollesse œdémateuse, des cordes inférieures déformées, soit dépolies, soit rosées entières ou par points ou bandes, soit épaisses dans une partie ou dans leur longueur totale, épaississement allant parfois jusqu'au *trachôme de Turck*, toujours en défaut de *rapprochement* ou de *tension*, soit à la partie médiane, soit à la partie postérieure. — Sur la fonction toute passive, la voix devient basse, couverte par moments sur le repos ou toute occasion de froid, de fatigue.

Nos anciens (1) voyaient là et de par la participation première ou seconde des fausses nasales, une extension d'inflammation. Comme état physiologique ou chronique, nous aimons mieux y voir des nuances anatomiques, personnelles et similaires.

D'autre part, le même fonctionnement passif peut se retrouver, mais plutôt exceptionnellement, sur un substratum anatomique opposé, muqueuse mince, rose, transparente. En sorte que, par le rapport et la comparaison des phénomènes, nous voyons que le pharynx et le larynx, sur un état anatomique semblable ou opposé, mais toujours de seconde ligne, se trouvent affectés uniment d'éléments physiologiques semblables ou opposés, *spasme* ou *atonie* et cela ne peut être que sous l'influence d'une double cause constitutionnelle, opérant un peu plus, un peu moins, ici en plus, là en moins, et renversant, au besoin, leur modalité sous telle ou telle provocation.

---

(1) *Ann. Soc. Hyd.* 1886.

Et alors s'éclairent d'une lumière pratique et les faits rapportés par G. de Mussy observant des phénomènes de laryngite striduleuse avec de l'angine granuleuse, et les faits de Coupard relevant sur 56 enfants atteints de tumeurs adénoïdes et d'angine folliculeuse, comme accidents antérieurs chez 45, de mêmes accès de laryngite striduleuse (1).

L'événement inspire à G. de Mussy les réflexions suivantes : « Quelques médecins (loc. cit., p. 10) pensent que l'affection du pharynx suffit le plus souvent pour expliquer l'altération de la voix. Qu'elle puisse exercer quelque influence sur son timbre, cela est possible, mais je crois que toute modification sérieuse de la voix suppose la participation du larynx à l'affection granuleuse. »

Nous savons déjà que cette participation ne manque jamais de se faire au point de vue fonctionnel. Il n'y a pas, en effet, à supposer que l'influence du *physiologisme du pharynx* sur le larynx soit capable de créer par lui-même une lésion objective parallèle, ici la *laryngite granuleuse*. Le fait, bien qu'il ne soit pas formulé, n'est-il pas implicitement reconnu par les auteurs ? Lisez plutôt les considérations de G. de Mussy sur l'évolution comparée des états pharyngien et laryngien : « Les granulations ont diminué, quelquefois même disparu ; plus souvent la rougeur s'efface, l'*état granuleux du pharynx persiste encore, mais ne met pas obstacle au rétablissement des fonctions vocales* (loc. cit., p. 39) ».

Il n'y aura donc pas lieu de s'étonner de certains faits exprimant l'influence du pharynx sur le larynx ! Ne suffit-il pas de l'introduction d'un miroir laryngien pour rendre à une voix couverte un éclat et une élévation d'un moment ! Cette action mécanique, se répercutant en excitation par les réflexes pharyngiens sur les cordes vocales réveillées dans leurs qualités intrinsèques, n'est-elle pas la raison de toute action similaire provoquée par un moyen local comme le gargarisme sulfureux, à l'instar d'un moyen général comme la douche, et Chomel et Trousseau ne pensaient-ils pas ainsi quand ils provoquaient une action *répercussive*

---

(1) *Rev. de clinique et thérap.*, 7 j. 1887.

excitante sur le larynx par une cautérisation pharyngienne (1)?

IV

Nous connaissons le type adénoïdien physiologique. Objectivement, il ne diffère pas du type morbide. Ici, comme dans l'hypertrophie amygdalienne, le volume des follicules peut varier d'un sujet à l'autre. L'hypertrophie glandulaire devient même tumeur adénoïdienne parfois dans le pharynx nasal... Mais, dans ces conditions, pas de retentissement sur les autres éléments, glandes acineuses, tissus sous-muqueux et conjonctif les reliant.

Pour qu'il y ait *angine folliculeuse* dans la réalité et non dans l'apparence, il faut en outre de *l'augmentation de volume* des follicules clos, de l'infiltration folliculeuse ou de cellules lymphoïdes de la muqueuse et du tissu sous-muqueux, qu'il s'y ajoute soit de l'érythème ici plus ou moins passif, soit du catarrhe.

Si c'est là une forme qui doit rester typique, il n'en est pas moins vrai qu'en réalité ce sont les *formes mixtes* qui dominent. Outre l'*hypertrophie folliculaire*, il y a *grossissement* des glandes muqueuses et dans leurs interstices un exsudat de cellules migratrices qui les enserrent et manifestent bientôt un début d'*organisation fibreuse*. Un mucus gris verdâtre plus ou moins concret, d'un foncé allant parfois jusqu'au noir, accompagne ces lésions.

Cette angine est l'*angine exsudative* de nombre d'auteurs (2), qu'Escat de Toulouse décrit sous le nom d'*angine hypertrophique*. Elle finirait en angine atrophique, quand le réseau vasculaire diminuant, les granulations se rappetissent ; la surface dès lors lisse, tendue, s'achève en atrophie *vacuolaire* ou en *nappe*, partielle ou générale, entraînant l'agrandissement de la cavité pharyngienne (cavernons throat de Green)!

En face et à l'opposé de cette angine, se trouve l'*angine ozéneuse*, complication le plus souvent de la rhinite de même nom, angine plus uniement lymphatique où l'*atrophie* de la

---

(1) RICE de New-York (*Ann. mal. or. et lar*, 1888, p. 609), en cautérisant une pharyngite latérale, voyait disparaître l'enrouement de la voix, avec la toux et le spasme glottique corrélatifs.

(2) *Ann. Hydr.* T. XXXI, p. 334.

muqueuse se produit par dégénérescence granulo-graisseuse des éléments simples, glandes et épithelium, de même des cellules lymphatiques infiltrées.

L'angine *atrophique terminale*, suite d'angine interstitielle, est-elle bien réelle ?

Elle est, en tout cas, très rare, mais doit être conservée pour les caractères qui la lient à l'*angine amygdalienne mixte*. La similitude est bien la même. Follicules clos diffus ici, concentrés là. Il est aussi difficile de dire pour les uns et les autres où finit leur développement physiologique, où commence leur évolution morbide (1). Si la secrétion pharyngienne est surtout faite de mucus, le catarrhe amydalien est surtout le produit de la desquamation épithéliale et de

---

(1) A cette constitution anatomique physiologique correspond un épaississement simple de faisceaux fibreux du chorion de la muqueuse et du tissu réticulé, des follicules gros et nombreux, opaques et gris, gris jaunâtres, à protoplasme granuleux, et quelques molécules graisseuses. Un certain développement vasculaire s'y ajoute avec *prédominance* de vaisseaux veineux.

Le type adénoïdien s'accentuant, l'augmentation du volume des follicules mènera à l'amincissement du chorion, à l'aplatissement des papilles, à la réduction des lacunes. Les cellules de follicules seront un mélange de *grosses cellules lymphatiques* à prolongements anguleux, à protoplasmes granuleux et graisseux et de petites cellules à *noyau augmenté*, souvent prédominantes comme nombre. En même temps, petites cellules lymphatiques épanchées entre les mailles du tissu fibreux réticulé, épaississement, voire hypertrophie des faisceaux de celui-ci, ayant leur part dans l'aplatissement par place des *papilles*, la réduction des *lacunes* où se retrouvent cellules épithéliales *desquamées*, *corpuscules* dits *salivaires* ressemblant à des *leucocytes* ou à des *cellules lymphatiques*, quelques microbes, *cocci* ou *bacilles*.

Tout près du *type adénoïdien*, se range l'*amygdalite lacunaire* ou catharrale (pseudo-hypertrophie de Moure) : lacunes dilatées par des concrétious blanc jaunâtres, à consistance de mastic, faites de desquamation épithéliale, de transformation leucocytaire aboutissant à des *cristaux calcaires* et de *cholestérine*, avec *micro-organismes*... Toujours hypertrophie folliculaire obturant l'orifice des lacunes.

Le *type fibreux* nous représente une amygdale lisse (absence de papilles et tension de la muqueuse par l'hypertrophie glandulaire) et plus ou moins lobulaire. C'est, au demeurant, une *production fibreuse générale* et *exagérée* : épaississement des faisceaux fibreux du chorion en larges travées hyalines, et cellules conjonctives intermédiaires ; épaississement et augmentation des faisceaux fibreux du tissu réticulé en rapport avec le *chorion* et les *vaisseaux* (sclérose péri-vasculaire), infiltration de quelques cellules lymphatiques, continuité du tissu fin réticulé du follicule avec le tissu périphérique épaissi, sans participation précisément à sa transformation fibreuse. Division de l'amygdale en autant de systèmes distincts qu'il y a de dépressions lacunaires par des cloisons fibreuses partant de la capsule périphérique. *Follicules* au-dessous de l'épithélium, *augmentés* de *volume*, mais, en majorité, étouffés dans les parties profondes par la *néoformation fibreuse* d'où la formation de moignons lobaires chez les vieillards, avec production kystique...

sa transformation, ainsi que la transformation leucocytaire, les deux subissant au surplus une dernière transformation minéro-calcaire (pseudo-hypertrophie lacunaire).

Mais les modifications hypertrophiques sont plus nettes, plus évidentes dans l'amygdale ! Elles se résolvent en *type adénoïdien* ou aboutissent au *type fibreux*, le premier formé d'nn tissu mou, aux cellules lymphatiques augmentées de volume et de nombre, aux canaux sanguins, larges et épaissis, au chorion aminci ; le second représentant un chorion épaissi, des vaisseaux sclérosés, la majorité des follicules étouffés par la néo-formation fibreuse, tantôt *hypertrophie* avec *sclérose commençante*, tantôt *atrophie* avec *sclérose finissante*, c'est-à-dire formation de moignons rétractés.

Pareille fin est bien rare, si elle ne manque dans la pharyngite ! non pas qu'elle ne relève pas du substratum anatomique érythémato-granuleux en accord avec son substratum physiologique, mais pour provoquer cette évolution, faut-il encore l'influence de la tuberculose ! La *granulation miliaire* certes en est le premier agent originel, mais qui ne sait qu'il existe, *dans divers organes*, des scléroses sans tubercules qui sont pourtant d'origine tuberculeuse (1). Quoi qu'il en soit, c'est la glande mucipare qui reçoit le molimen morbide et se transforme dans son *épaisseur* multipliée, la modification fibreuse de sa *paroi*, de ses *cloisons interlobulaires* de sa *gangue périphérique*.

Tout aussi bien est-ce l'*adénome* simple de la glande qui se montrera avec infiltration néoplasique, celle-ci aboutissant au ramollissement des éléments embryonnaires devenus granuleux et à l'ulcération.

Dans les mêmes conditions, se présente le papillome du larynx avec dégénérescence cornée (métamorphose dermoïde de Forster) de l'épiderme et du derme.

Après le type fibreux, le type adénoïdien. — Une évolution de granulie aigüe et généralisée se produit dans le poumon, le foie, les reins. La pharyngite suivante lui correspond : une muqueuse épaissie au double, triple de son volume (2), des

---

(1) BERNARD et GOUGEROT, *Bull. médical*, 8 Juillet 1908.
(2) Angine tuberculeuse. BARTH. Thèse 1880, p. 84.

follicules clos pharyngiens et de la base de la langue tuméfiés, des amygdales hyperplasiées, une rougeur vive, uniforme, lie de vin...

N'y a-t-il pas, dans ces mêmes conditions de tuberculose, un type mixte et quelle est sa représentation ? Les observateurs, peu enclins aux idées comparées et critiques, ne recherchent pas ce double fait. Cependant, tous, sur les lésions folliculaires du pharynx, signalent de nombreuses granulations du volume d'une tête d'épingle justaposées et qui ne peuvent être que des glandes mucipares... Mais il n'est pas question d'infiltration néoplasique et d'une évolution d'angine *exsudative* et *atrophique*, celle-ci suite et terminaison de la première (1). Il n'y a ou ne paraît y avoir qu'une angine *hypertrophique* de lymphatisme et de lympho-arthristime. De fait, les auteurs décrivent une *angine mixte* idiopathique, mélange d'*angine folliculeuse* (hypertrophie des follicules, infiltration lymphoïde de la muqueuse) et d'angine *granuleuse*, avec plus ou moins d'*hypertrophie musculaire* (Escat). Faut-il conserver l'angine *exsudative* ou *interstitielle* et l'*angine consécutive atrophique* ? Nous le croyons, à la condition de la localiser là où elle existe réellement, dans l'*amygdale*, en sa qualité d'angine mixte.

Y a-t-il une *angine ulcéreuse* et faut-il prendre pour *telle* le *dernier temps d'évolution* d'une angine inflammatoire ou plus ou moins spécifique ? A en juger par les faits, on rencontre parfois sur la paroi pharyngienne, chez des *lymphatiques florides*, cinq à six ulcérations, de la grandeur d'une pièce de vingt centimes, de forme circulaire, comme faites à l'emporte-pièce, à fleur de muqueuse, reposant sur une muqueuse mince et rose. Leur absence de réaction locale fait que c'est plutôt par hasard qu'on les découvre. C'est bien là l'*angine ulcéreuse* d'*emblée* ou *primitive*, de nature *scrofuleuse*, aussi précédant l'évolution d'une tuberculose générale (2).

---

(1) La pharyngite atrophique est une fin d'évolution. Launois *Précis des mal. du pharynx*, 1908.

(2) Il y a, écrit Castex, des ulcérations tuberculeuses — ici prétuberculeuses et alors *communes* — torpides et indolores. *Mal. du larynx*, etc., 1907, p. 40.

V

On juge mieux de la nécessité d'une doctrine par les erreurs ou les impossibilités que son abandon entraîne.

Saisissons donc la nécessité : 1° de prendre pour point de départ l'aspect physiologique normal de la muqueuse pharyngienne ; 2° d'en référer à son substratum physiologique fonctionnel.

Il est encore des observateurs qui décrivent une *angine sèche !* toute d'apparence. Pour Joal (1), cette angine n'a pas de caractères objectifs particuliers ! Survenant chez les goutteux, les rhumatisants, les alcooliques, les tabagiques, sur les excitations de mets épicés, du froid humide et, comme disposition, chez certains brightiques et diabétiques, elle se résumerait en une *atrophie* des éléments de la muqueuse ! Mais l'*atrophie* n'est que le stade ultime de l'angine *interstitielle exsudative*, à mode lent et chronique, faisant suite, est-il dit, à des poussées congestives et inflammatoires répétées ! Le pharynx présenterait de *grosses granulations (follicules clos)*. — Entre elles apparaîtraient de *petites saillies luisantes (glandes mucipares)*, augmentées aussi de *volume* et légèrement catarrhales ! La muqueuse est humide, à coloration foncée. Les piliers sont *épaissis*, sous forme de *bourrelets latéraux*, la luette est allongée, parfois œdémateuse. — Gonflement et injection marquée du voile du palais...

C'est l'aspect objectif de la muqueuse à *substratum anatomique* de *lymphatisme* ou, du moins, à *lymphatisme* dominant... Si c'est là une *angine sèche*, elle ne peut être comprise ainsi qu'autant qu'elle se présente comme dernière étape de l'angine exsudative interstitielle, c'est-à-dire l'angine *sèche atrophique* ou, plus simplement, l'*angine atrophique terminale*.

Autre aspect objectif, mais opposé de la muqueuse, pris bien arbitrairement pour un second stade d'évolution, puisqu'il n'est pas observé dans sa continuité chez la même personne (2) ! — La muqueuse ici est amincie, lisse, unie ou chagrinée, granuleuse, rouge ou décolorée, grisâtre, à aspect terne, luisant, vernissée si une sécrétion visqueuse se montre

---

(1) Angine sèche et brightisme. *Revue laryng. et otol.*, Juin 1882.
(2) *Ibidem.*

plus ou moins desséchée par l'air inspiré. Les follicules clos se sont affaissés, ont même disparu. Disparues aussi toute tuméfaction et infiltration de paroi. — La cavité pharyngienne paraît plus spacieuse

On reconnaîtra, dans cette description, les caractères objectifs d'une muqueuse d'*arthritique*, plutôt que les caractères d'une *angine sèche*.

Dans ces mêmes conditions de rapport avec l'albuminurie et le diabète, Garel, de Lyon (1), reconnaît deux formes à cette angine : 1° une forme *hyperémique* première, avec un peu plus, un peu moins de catarrhe ; 2° une *forme sèche* consécutive ; donc, deux étapes d'un même processus. — Mais voici que dans la variété hyperémique surgit la phénoménalité suivante : sensation de gêne laryngienne. difficulté de déglutition. exagération de sensibilité des réflexes, difficulté d'introduction du miroir.

L'éminent praticien, au lieu de faire de cette symptomatologie d'activité ou d'excitation un *substratum d'activité* physiologique d'arthritisme qui se suffit d'elle-même, la subordonne exclusivement à une lésion anatomique, un gonflement, une tuméfaction de la muqueuse, qui ne nous paraît pas susceptible de provoquer ce soulèvement fonctionnel.

Sokolowski (2) appuie non seulement sur les symptômes subjectifs : *hyperesthésie* de la muqueuse, *difficulté* de la déglutition, etc., mais aussi sur les rapports de cette angine avec la *néphrite interstitielle*... Le pharynx, dans une de ces conditions, se présentait ainsi : rougeur foncée de la muqueuse, épaississement des arcs palatins, hypertrophie de la luette...

Il n'y aurait pas à établir précisément ici un rapport entre l'aspect objectif de la muqueuse et ses phénomènes subjectifs, qui se montreraient plutôt en *opposition*... Mais le *substratum vital* domine, fait d'hyperesthésie fonctionnelle. — C'est lui qui établit la *nature* de l'angine !

VI

Voici venir la série microbienne ! De quelle façon intervient-elle dans la constitution des angines? Ici, nous sommes obligés d'empiéter quelque peu sur l'état aigu.

---

(1) *Congrès médical de Lyon*, 1894.
(2) Handbuch der laryng. de Heymann, 1889.

En 1896, Vincent découvre son bacille fusiforme dans la pourriture d'hôpital. — En 1898, Bernheim le retrouve dans la stomatite ulcéro-membraneuse. En mai, de la même année, Vincent voit reparaître le bacille fusiforme avec spirilles (1) dans l'*amygdalite diphtéroïde*, de par la ressemblance de sa *fausse membrane crayeuse* ou *grisâtre* avec une fausse membrane de *diphtérie* : le tissu amygdalien présentant, au-dessous de la fausse membrane, une surface érodée qui se poursuit par nécrose superficielle en ulcère anfractueux. Raoult et Thiry conservent le nom d'*angine ulcéro-membraneuse* chancriforme à l'angine se présentant en cette identité *clinique* et *bactériologique* (2).

Est-ce là encore ce que Moure et son école comprennent sous le nom d'*angine lacunaire ulcéreuse amicrobienne* ou à microbes vulgaires ?

Quoi qu'il en soit, on conserve à cette angine le nom d'*amygdalite ulcéro-membraneuse à bacilles fusiformes de Vincent*. Le *bacille seul* y est reconnu ou le *bacille avec spirilles*, pouvant s'associer au surplus le *streptocoque*, le *staphylocoque*, le *bactérium-coli*, le *bacille pseudo-diphtérique*, divers *cocci*.

Cette angine ulcéreuse est, au demeurant, l'angine décrite par Bergeron comme une localisation seconde de la *stomatite ulcéro-membraneuse, angine latérale* ou *bilatérale*, à récidive, s'accompagnant, à l'ordinaire, de peu de gonflement ganglionnaire, à guérison lente, au surplus, et se réclamant d'un modificateur local, comme la *teinture d'iode*, et d'un modificateur général, comme la *vie à la campagne*.

Les complications rencontrées par Nicolle, de Rouen (3), dans un cas d'angine *ulcéro-membraneuse* à *bacilles fusiformes* et *spirilles* avec streptocoques, ont été une éruption cutanée *polymorphique*, mélangée d'*érythème noueux*, et une ulcération de la lèvre inférieure se présentant avec tous les caractères de la stomatite ulcéro-membraneuse et de l'angine de Vincent !

Que sont les angines ulcéreuses et perforantes observées

---

(1) Les bacilles fusiformes se cultivent en filaments allongés et immobiles dans le bouillon Martin. Ils sont détruits en quelques minutes à 60°.
(2) Angine ulcéro-membraneuse à bacilles fusiformes, etc.
(3) *Bulletin de la Société de Médecine de Rouen*, 1895, 25 février.

par Méry et Hallé (1) dans une épidémie de scarlatine d'intensité moyenne, tantôt primitives, tantôt tardives, légères ou graves, et dont l'ulcération à fond grisâtre mortifié va jusqu'à la perforation du voile du palais ? A observer leur mode aigu, leurs complications d'adénite, de coryza séreux ou purulent, d'albuminurie, avec phénomènes ataxiques ou adynamiques, leur contagiosité, on croirait, *à priori*, rencontrer de nombreux micro-organismes et, cependant, des *streptocoques*, des *cocci vulgaires* sont toute la graine.

Quoi qu'il en soit, cette angine nous représente l'*angine nécrotique d'Henoch*, et son évolution et ses complications de catarrhe séro purulent nous rappellent l'angine épidémique *putride* de *Fothergil* et d'*Huxham*, en 1743 et 1746.

Et, cependant, il est des épidémies d'angines, comme celle rapportée par Le Damany, de Rennes (2), dans l'hiver et le printemps de 1898-99, qui, avec un même *micro-organisme*, le *streptocoque*, se présentent sous forme d'angines *hyperétique, pseudo-membraneuse, pultacée, érythémateuse*, compliquées ou non de *coryza*, de *laryngite*, de *trachéo-bronchite*.

— Par culture, les colonies de *streptocoques* s'y trouvaient par centaines avec des colonies dix fois moindres de *staphylocoques*, quelques colonies de *tétragène*, le *bactérium-coli* rare. — Au demeurant, le streptocoque semble avoir expulsé les autres microbes.

Ces angines ont été, en général, bénignes, malgré des complications cutanées (érythèmes scarlatinoïde, papuleux, polymorphe. — Un cas d'angine herpétique fut mortel par septicémie streptococcique.

En outre de l'évolution qui dérive bien du terrain, divers incidents mettent celui-ci en cause, l'adénopathie par exemple ! Dans les cas les plus aigus, on l'a vue rester modérée et, avec des lésions pharyngiennes minimes, acquérir un gros volume et tourner à la suppuration.

La graine ne s'offre donc pas précisément comme facteur des formes anatomiques !

On sait combien la spécificité multiplie les provocations

---

(1) *Ang. ulc. et perforantes dans la scarlatine*, 1903.
(2) Le Damany. — *Acad. méd.*, 19 septembre.

aux paralysies locale et générale ! Il est presque de règle que
le bacille de *Lœffler* soit accompagné ou suivi de paralysies
du voile du palais, d'un ou plusieurs muscles du larynx, de
l'œil, de parésie des membres inférieurs ou de quelques
muscles comme les péroniers.

Mêmes faits se représentent pour les angines pseudo-membraneuses non diphtériques. Ce sont surtout les angines
membraneuses à *streptocoques* qui paraissent provocatrices
des mêmes paralysies (1). — Toxines microbiennes des deux
parts, dira-t-on, et virulence analogue ! Sur une disposition
de terrain, ajouterons-nous ! Et ne faut-il pas que ces terrains
communs et spécifiques se pénètrent, puisque des relations
d'épidémies d'angines pseudo-membraneuses établissent que
l'injection du *sérum antidiphtérique* est tout aussi utile et
indiquée dans les angines pseudo-membraneuses à streptocoques ou à staphylocoques que dans la diphtérie (2).

Le sérum spécifique, dira-t-on, augmente les défenses physiologiques de l'organisme, en excitant les éléments cellulai-
res, leucocytes, globules rouges (phagocytose, hématopoïèse),
etc., comme en stimulant les fonctions cardio-vasculaire et
de nutrition... Mais le *sérum normal* produit des effets analo-
gues, quoique moins intenses que le *sérum immunisant* ! Là
aussi, les sérums normal (paraspécifique) et spécifique s'unis-
sent et se pénètrent dans une même action convergente,
accusant ainsi leur rapport entre physiologisme et spécificité.

Ce rapport, au surplus, n'existe-t-il pas partout ? Considé-
rez plutôt les *végétations adénoïdes* ! Elles sont manifestation
simple, c'est-à-dire physiologique du *lymphisme* comme état
constitutionnel. Mais si, enlevant des tumeurs adénoïdes chez
deux enfants de souche tuberculeuse, le tissu de récidive
(Lermoyez) peut, chez l'un, fournir des granulations tuberculeuses et, chez l'autre point (3), comment le terrain de la
tuberculose héréditaire ou collatérale ne se relierait-il pas au
terrain du lymphisme, s'il n'en est pas l'expression identique,
à travers des métissages individuels ? Dès lors, comment le

---

(1) Mêmes paralysies, que ce soient le pneumocoque, le staphylocoque,
etc., qui produisent l'angine infectieuse. CHARMOY, *Bulletin Médical*, 1903.
(2) Dr LEMAIRE. — *Concours médical*, 1898.
(3) DIEULAFOY. — *Acad. méd.*, 1895.

bacille de Koch ne se trouverait-il pas associé et au *strepto-coque*, au *staphylocoque*, au *pneumocoque*, à tous les divers *cocci* que cultive le terrain lymphatique ? — On retrouve, en effet, le *streptocoque* associé, le plus souvent, au *pneumocoque* et au *staphylocoque* dans l'angine *tonsillaire aiguë* et *chronique*, comme dans l'*angine pseudo-membraneuse phlegmoneuse*.

Mais l'*angine pneumoccique* est aussi bien *érythémateuse, herpétique, pseudo-membraneuse, folliculaire*, que *suppurée* (Netter, Gauthier) (1). — D'autre part, l'angine scarlatineuse à streptocoque, comme l'angine à pneumocoque, à coli-bacille..., peuvent passer à l'angine diphtérique.

Dès lors, comment ne pas conclure — les conditions de *terrain de culture* ou de lymphatisme étant les mêmes ou *microcolles* — et que ces diverses variétés sont de même nature (Veillon) (2) quant à leur culture et que le même terrain lymphatique, à l'opposé de l'arthritique (microbicide), est commun aux *maladies simples* et aux *maladies spécifiques*.

Il n'y a donc rien à modifier dans la Classification Naturelle des Angines que nous exposions en 1899 (3).

Angine arthritique chronique	Substratum physiologique : Eréthisme local. Hyperestésie		
	Substratum anatomique : Erythème vasculaire artériel		
	1° Angine érythémateuse, congestive, active, angine sèche	*a)* simple, vasculaire	
		b) catarrhale, à secrétion rare, visqueuse, pharyngienne, rétro-nasale	
	2° Angine granuleuse, hypert. de la glande en grappe	*a)* Congestive active	
		b) Catarrhale	
	3° Angine fonctionnelle, simple ou associée aux autres	Dysphagie, chaleur, brûlure, séch:resse...	
		Complications	cutanées, prurigineuses
			laryngo – bronchique : Toux spasmodique, etc.
Angine aiguë rhumatismale	1° Angine érythémateuse, inflammatoire	Terminaison par résolution	
	2° Angine granuleuse	Complications locales rares	
	3° Angine herpétique aphteuse	Complications génerales rhumatismales	

---

(1) *Ann. mal. or. et larynx*, 1892, p. 138. — GAUTHIER. *Thèse*, 1896.

(2) *Rev. sc. méd.*, T. XLIII, p. 715. — L'angine à staphylocoques s'observe surtout chez les enfants atteints d'impetigo de la face, des narines, lèvres, cuir chevelu (ESCAT. *Mal. du pharynx*, p. 99).

(3) *Ann. Hydr.*

Angine lymphatique chronique

Substratum physiologique — Torpidité. Hypoesthésie

Substratum anatomique — Hypertrophie folliculaire / Erythème passif veineux

1° Angine érythémateuse — Erythème sombre

2° Angine folliculaire
- a) Catharrale simple / Secrétion muco-purulente / Amygdalite caséeuse lacuneuse — à microbes saprophytes, pathogènes accident. — strept., stpahy., pneum., coli-bacille, etc.
- b) catarrhale compliquée
  - 1° ozéneuse (Launois) — catharre concret.
  - 2° ulcéreuse (Escat) — atrophie
  - 3° gangréneuse, à sphacèle marginal

3° Angine ulcéreuse

4° Angine fonctionnelle — Pas de soulèvement symptomatique, sauf asthénie laryngienne

Angine aigüe lymphatique

1° Angine congestive passive

2° Angine catharrale simple — a) Inflammatoire — adéno-phlegmon

3° Angine adénoïdienne, muco-purulente — b) Septicémique — bacilles pathogènes, strep., staphy., pnéumo., coli-bac.

4° Angine pseudo-membraneuse / Angine ulcéro-membraneuse (Bergeron) — A strept., pneum., staph... bacille fusiforme (Vincent) avec spirilles

Angine lacunaire ulcéreuse (Moure) / Angine ulcéreuse perforante (Méry et Hallé) / Angine nécrotique d'Henoch / Angine putride de Fothergil et Huxham — amicrobiennes / à microbes vulgaires — strept. cocci.

Angine épidémique herpétique, pultacée, érythémal⁰ (Le Damany) — à streptoc. staphy, tétragène

Angine spécifique

Diphtérie

Angines mixtes chroniques

Hypertrophie folliculaire et catarrhe liquide ou concret

Hypert. amygdalienne — folliculaire. Catarrhe épithélial (pseudo-hypert. lacunaire scléreuse)

Hypert. folliculaire et des glandes mucipares — angine catarrhale, exsudative interstitielle, atrophique, angine tuberculeuse

ISSOUDUN. — IMP. H. GAIGNAULT.